Dr Joseph FIGHIERA

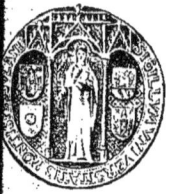

La Glycosurie

dans le

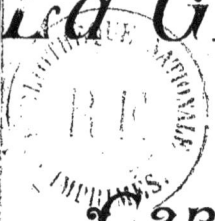

Carcinome pancréatique

MONTPELLIER

GUSTAVE FIRMIN ET MONTANE

LA GLYCOSURIE

DANS

LE CARCINOME PANCRÉATIQUE

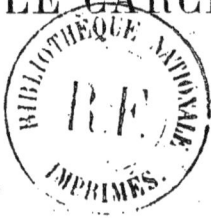

PAR

Joseph FIGHIERA

DOCTEUR EN MÉDECINE

ANCIEN INTERNE DES HOPITAUX DE NICE

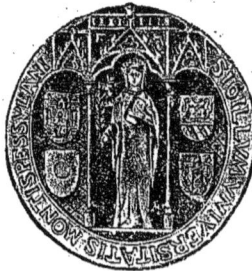

MONTPELLIER

IMPRIMERIE Gustave FIRMIN et MONTANE

Rue Ferdinand-Fabre et quai du Verdanson

—

·1899·

A MON PÈRE, A MA MÈRE

A MA FIANCÉE

A MA GRAND MÈRE

J. FIGHIERA.

A MES MAITRES

MEIS ET AMICIS

J. FIGHIERA.

AVANT-PROPOS

Sur les conseils de notre Maître, M. le professeur Ducamp, nous avons choisi pour sujet de notre thèse de doctorat une étude de la glycosurie dans le carcinome pancréatique.

Après avoir fait l'historique de la question, nous avons essayé d'étudier le symptôme glycosurie en nous servant des observations que nous avons pu recueillir.

Nous nous occupons ensuite des relations du cancer du pancréas avec les symptômes du diabète, et, en exposant l'évolution de la maladie, nous établissons le diagnostic différentiel entre la glycosurie du carcinome pancréatique et celle du diabète sucré,

Nous n'apportons pas, à l'appui de notre travail, des observations personnelles, mais nous en avons reproduit quelques-unes des différents auteurs que nous avons consultés.

Nous avons préféré les publier en entier plutôt que d'en donner un plus grand nombre simplement résumées.

Le temps nous a manqué pour donner à notre sujet le développement qu'il exigerait, et faire une œuvre digne du Maître qui nous a dirigé dans notre travail.

Mais avant d'aborder notre sujet, c'est un devoir pour nous d'exprimer publiquement notre reconnaissance à ceux qui nous ont encouragé dans nos études, et qui nous ont donné l'enseignement qui nous permettra d'aborder l'exercice de la médecine.

C'est à nos parents, que nous dédions notre thèse; comme faible hommage de notre gratitude : ils nous ont donné trop de preuves de dévouement et d'affection pour pouvoir jamais nous acquitter envers eux.

Durant tout notre séjour à la Faculté de Médecine de Montpellier, M. le professeur Granel a suivi nos études avec le plus bienveillant intérêt. Il ne nous a jamais ménagé ni son profond enseignement, ni ses conseils éclairés : nous l'en remercions bien sincèrement, et l'assurons du souvenir ineffaçable qu'il laissera dans notre esprit.

C'est avec le plus vif plaisir que nous avons suivi les leçons de M. le professeur Ducamp. Sa parole, claire et précise, nous a facilité l'étude de la pathologie interne, et nous a fait aimer cette science indispensable au clinicien. Il a bien voulu, aujourd'hui, accepter la présidence de notre thèse, et nous faire, ainsi, un honneur dont nous lui sommes profondément reconnaissant.

M. le professeur-agrégé Galavielle nous a, également, donné de nombreuses marques de sympathie ; nous le remercions de la sollicitude qu'il a toujours eue pour nous ; nous emporterons de lui le meilleur souvenir.

Les chefs de service de l'hôpital civil de Nice, où nous avons été interne pendant plus d'un an, ont également droit à notre reconnaissance.

Nous remercions MM. les professeurs Balestre et Moriez et notre cousin, le docteur A. Figuiera, des conseils qu'ils nous ont donnés pendant nos études médicales, et de l'accueil qu'ils nous ont fait dans leurs services.

Nous devons à MM. les docteurs Bourdon, Gasiglia, Lautard, Grinda et Barralis beaucoup des connaissances qui nous seront utiles dans l'exercice de notre profession ; nous les prions de croire à notre gratitude.

LA GLYCOSURIE

LE CARCINOME PANCRÉATIQUE

HISTORIQUE

Longtemps on rejeta l'existence possible du cancer pancréatique, et Tanchon, Marc d'Espine, Lebert, le nièrent complètement. Mollière fut le premier qui publia des observations de carcinome pancréatique; mais ces observations sont si peu probantes que Varnay les considère comme des cas de sclérose simple.

Bayle, Cayol et Franck furent d'avis que le pancréas ne pouvait être envahi par un cancer, que secondairement ou dans les cas de carcinose aiguë généralisée.

Mais, depuis les travaux de d'Ancelet, de Da Costa et de Friedreich, le cancer du pancréas fut considéré comme moins rare. Sur 195 cas que réunit d'Ancelet, 18 fois la lésion était exclusivement pancréatique ; sur 467 autopsies de cancéreux, Willigh en trouve 29 et Forster en a rencontré 6 sur 639 autopsies de tout genre.

Sur 918 cas de cancer, Fauchon n'en trouve que 2 pancréatiques ; M. Madre a dépouillé, pour sa thèse de doctorat, les *Bulletins de la Société anatomique* de 1826 à 1860 et déclare n'avoir trouvé que 16 cas.

Vernay n'en connaît que 10 cas antérieurs à sa thèse (1884), mais Mirallié a pu en relever 113 cas.

Aujourd'hui, le cancer primitif du pancréas n'est plus discuté, et les observations publiées sur cette affection sont nombreuses.

La présence de la glycosurie dans le cancer du pancréas a été également bien discutée.

Bard et Pic la nient absolument : Arnozan, dans son article du *Dictionnaire Dechambre* décrit les symptômes du cancer du pancréas et ne parle pas de la glycosurie. Pour lui, la maladie commence avec la cachexie. Debove et Achard, dans leur *Traité de Médecine,* disent que la glycosurie est exceptionnelle. Bright et Rokitansky publièrent, les premiers, deux observations où la glycosurie coïncidait avec un cancer du pancréas, mais n'attachèrent à cette relation, aucune importance.

Bouchardat et, après lui Popper, dirent qu'il n'y avait pas là une simple coïncidence, mais une véritable relation de cause à effet.

Lancereaux étudia ensuite cette question, et fit faire une thèse sur ce sujet, par un de ses élèves, le docteur Lapierre.

Depuis cette époque, les observations devinrent plus nombreuses ; Rokitansky signala 14 fois des lésions cancéreuses pancréatiques sur 30 autopsies de glycosuriques.

Frerichs et Cantani citèrent également des cas qu'ils purent vérifier à l'autopsie.

Dans son *Traité des maladies par ralentissement de la nutrition,* M. le professeur Bouchard, s'occupa également de cette question et cita un cas qu'il avait pu observer.

Jaccoud, dans ses Cliniques de la Pitié, dit que la glycosurie dans les cancers pancréatiques est chose com-
mune, et il cite des observations où l'urine des cancéreux
contenait du sucre.

Richardière et P. Carnot, dans leur article du *Traité
de Médecine* de Brouardel, sont d'avis qu'on a observé la
glycosurie dans des carcinomes pancréatiques.

Puis vinrent les travaux de Mirallié et les thèses de
Parisot, Perdu et Salles, où la glycosurie dans les cas de
cancer est notée dans diverses observations.

CHAPITRE PREMIER

ÉTUDE CLINIQUE DU SYMPTÔME GLYCOSURIE

Par le terme de glycosurie, il faut entendre simplement le fait de la présence dans les urines d'un principe sucré (Morache).

On a désigné sous ce nom les états morbides dans lequel ce symptôme est le plus commun et le plus accentué.

On a longtemps confondu l'expression de glycosurie avec celle de diabète, mais on sait actuellement que l'on peut trouver la glycosurie dans beaucoup d'états physiologiques et pathologiques parfaitement indépendants du diabète.

La découverte de la relation de la glycosurie avec le pancréas est de date récente. C'est en 1889, en effet, que von Mering et Minkowski démontrèrent que, si on enlève à un animal la totalité du pancréas, la glycosurie ainsi que les autres symptômes du diabète apparaissent aussitôt.

Minkowski et Hédon prouvèrent, ensuite, qu'après avoir enlevé le pancréas, si on a transplanté sous la peau de l'abdomen une portion de la glande, la glycosurie fait défaut. Et si, dans la suite, on enlève cette portion greffée du pancréas, la glycosurie apparaît aussitôt.

M. le professeur Hédon en conclut que c'est « par ses
» relations vasculaires et par une sécrétion interne que
» le pancréas accomplit cette fonction, dont la suppres-
» sion entraîne les troubles caractéristiques du diabète
» grave ».

La glycosurie doit donc apparaître dans toutes les maladies où cet organe fonctionne mal, ou quand les cellules
de cette glande sont le siège d'une tumeur, cancer,
kyste..., etc.

Nous avons réuni deux observations de glycosurie
coïncidant avec un kyste du pancréas, mais nous ne pouvons en parler, car cela n'entrerait pas dans le cadre de
notre sujet.

M. le professeur Baumel a également cité des cas de
glycosurie avec calculs et grains calcaires dans le
pancréas.

Dans le cancer, la glycosurie doit donc être un des symptômes et pouvoir aider le médecin à poser un diagnostic.

Nous allons étudier, en nous servant des observations
que nous avons pu recueillir, comment apparaît ce symptôme, quel est le temps de sa durée et quelle en est la
terminaison.

La glycosurie serait un symptôme de début. Il est des
cas où l'ictère est le premier signe de l'affection, et le
médecin est plus souvent attiré vers ce signe, qui frappe
davantage le malade; et les symptômes de diabète peuvent
passer inaperçus.

Les urines ne sont pas toujours analysées ou le sont
à une période où le sucre a disparu, et on peut s'expliquer
pourquoi la présence du glucose n'est pas plus souvent
observée.

Collier dit que, sur 33 cas où le sucre n'a pas été trouvé
dans les urines des malades atteints d'un cancer du pan-

créas, on les a analysées 15 fois dans les derniers quinze jours de la maladie, 5 fois dans le mois où le malade a succombé, 13 fois dans les trois mois avant la mort.

C'est donc au début de la maladie qu'il faut recherchar ce symptôme.

Il est ordinairement accompagné des autres signes du diabète, aussi l'attention peut-elle être plus facilement attirée de ce côté et le nombre des cas se révèlera de plus en plus.

Le moment précis de la maladie où a été faite la recherche du sucre, et surtout le temps qui s'est écoulé jusqu'à la mort ont donc une grande importance.

Dans 4 cas où on avait pratiqué l'examen des urines, quatre mois (Bret), six mois (Tissié), neuf mois (Teissier), dix-sept mois (Kappeler), avant la mort, un seul présente une période non glycosurique.

L'époque tardive à laquelle l'examen de l'urine a été pratiqué diminue la valeur de l'absence de glycosurie dans les cas où elle n'a pas été observée ; aussi, Mirallié est tenté d'admettre que la glycosurie se rencontre dans le cancer comme dans les autres affections de cet organe. Pour cet auteur, il y aurait une phase glycosurique dont la durée serait plus ou moins grande.

La glycosurie apparaît avant ou en même temps que les symptômes du diabète.

Le malade se plaint d'une soif vive et d'une polyurie intense. Les urines sont examinées et on trouve 30 à 50 grammes de sucre par litre.

Ces phénomènes arrivent peu à peu. Dans l'observation que nous avons prise dans la thèse de Parisot, la glycosurie a apparu huit mois avant la mort ; le sucre était abondant, puisqu'il a varié entre 380 et 350 grammes par jour.

Dans l'observation de Thiroloix, c'est neuf mois avant la terminaison de la maladie que la glycosurie a commencé ; elle a été, dans ce cas particulier, de 35 à 50 grammes de sucre par litre.

Bright rapporte un cas où le sucre a apparu sept mois avant la fin de la maladie, mais ne donne pas la quantité observée.

Dans l'observation de Frerichs, le sucre ne disparaît que trois jours avant la mort, et la quantité était de 100 grammes par jour.

Dans un cas de Macaigne, le malade avait du sucre les huit premiers mois de la maladie.

M. Bouchard a rapporté l'observation d'un malade qui présentait les symptômes du diabète maigre : polyurie, polyphagie, glycosurie, etc.... Il s'agissait d'un malade, qui présentait une diarrhée quotidienne, précédée de borborygmes, sans douleur, survenant environ trois heures après chaque repas, constituée par des matières mal digérées, extrêmement fétides. L'amaigrissement se fit progressivement et fut très rapide : *la glycosurie était abondante*. A l'examen de la région ombilicale, M. Bouchard ne trouva rien ; mais il crut devoir affirmer que ce diabète maigre et rapide était un diabète pancréatique.

Ce malade fut revu quatre mois après ; son état s'était aggravé et on put constater une tumeur dure, qui, par son siège, sa forme et sa direction, ne pouvait être qu'une tumeur du pancréas.

La mort arriva bientôt et, à l'autopsie, on reconnut un carcinome de la tête du pancréas.

M. Bouchard ne donne pas la quantité de sucre observée et ne dit pas quelle a été la durée de la glycosurie.

Chez un malade de Mirallié, on a trouvé 58 grammes de sucre, 8 mois avant la fin de l'affection.

Nous avons également pu recueillir 7 cas où la glycosurie est signalée, mais les auteurs ne donnent qu'une
seule analyse ; la recherche du sucre n'a pas été faite régulièrement ; on n'a par suite, dans ces cas, aucun renseignement sur la marche de la glycosurie. De plus, on
ne dit pas combien de temps avant la mort l'analyse a été
faite.

Ces faits nous montrent que la glycosurie peut exister
dans le cancer du pancréas, mais qu'elle n'existe pas toute
la durée de la maladie.

Donc, après une période variable, le sucre disparaît :
la glycosurie dure un temps plus ou moins long, et, dans
un cas, elle ne disparaît que trois jours avant la mort.

Après cette période glycosurique, apparaît un deuxième
stade du cancer qui est caractérisé par la cachexie. Nous
reviendrons, dans le chapitre consacré à la pathogénie,
sur le rôle et la durée de ces deux périodes.

La disparition du sucre dans les urines des cancéreux
n'est accompagnée d'aucun autre symptôme. Après avoir
présenté, au complet, les signes du diabète maigre, le malade urine de moins en moins, la soif est moins vive, mais
l'ictère et l'amaigrissement augmentent de plus en plus.
La glycosurie disparaît peu à peu et ne récidive jamais :
la cachexie fait alors des progrès plus ou moins rapides
et le cancer a sa terminaison habituelle.

Nous donnons le résumé d'une observation de Van
Ackeren, où on a observé la maltose dans un cas de cancer du pancréas.

La maltose provient de l'action du suc pancréatrique
sur les matières amylacées.

Dans certains cas, Musculus et von Mering ont égale-
lement signalé le passage de petites quantités de maltose
dans le sang (Engel et Moitessier, *Traité de chimie*).

D'après Van Ackeren, la maltose se rencontrerait fréquemment dans les urines des malades atteints de maladies du pancréas, et principalement dans le cas de cancer, à la place du glycose.

Le malade que cite Van Ackeren présentait également tous les symptômes du diabète sucré : mais l'auteur de l'observation ne dit pas quelle a été la durée de la maltosurie, et si elle a disparu dans les derniers temps de la maladie.

Le diagnostic de cancer du pancréas fut vérifié à l'autopsie ; et la glande était le siège de deux masses carcinomateuses.

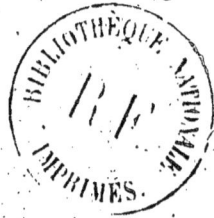

CHAPITRE II

RELATIONS DU CANCER DU PANCRÉAS AVEC LES SYMPTÔMES DU DIABÈTE

La glycosurie n'est pas le seul signe du diabète que l'on trouve dans le cancer du pancréas ; aussi, nous allons étudier les relations qui existent entre les différents symptômes du diabète et le carcinome pancréatique.

Début. — Le début du diabète est caractérisé, en général, par l'obésité. Quelle que soit l'évolution future de la maladie, le diabétique constatera, bien avant tout autre symptôme, que son embonpoint augmente de jour en jour ; cette phase peut durer très longtemps, même pendant des années. Le malade conserve également toutes ses facultés intellectuelles et physiques et ne se doute pas que sa santé est gravement comprise.

Dans le cancer pancréatique, le début n'est nullement insidieux, comme dans le diabète. Les accidents apparaissent brusquement, et le malade peut préciser la date où a eu lieu le début de son affection.

Le cancer débutera, soit par des troubles digestifs, soit par l'ictère, soit par la polydipsie, la polyphagie, la polyurie : c'est à cette période que la glycosurie est signalée et qu'il faut la rechercher.

Le malade devient pâle, terreux, la peau est sèche, les forces disparaissent peu à peu.

Polydipsie. — C'est, en général, le premier symptôme qui effrayera le malade et qui le poussera à consulter un médecin. Sans cause apparente, sans avoir fait un travail musculaire quelconque, le cancéreux est pris d'une soif vive, insatiable.

Cette soif est notée dans presque toutes les observations que nous avons pu lire, sur le cancer du pancréas. Même les auteurs qui n'admettent pas la glycosurie, comme Bard et Pic, par exemple, décrivent la polydipsie comme un des signes précoces du cancer pancréatique. Et pourtant, on sait bien que si l'organisme sent le besoin d'une grande absorption de liquide, c'est que les urines doivent contenir du sucre. La glycosurie, en effet, produit la déshydratation continue du sang, et Bouchardat a pu dire : « pour que la transformation de l'amidon en dex-
» trine et glucose soit complète, la fécule doit être dis-
» soute dans sept fois son poids d'eau. Tant que cette
» quantité d'eau n'est pas ingérée, le diabétique est tour-
» menté par une soif irrésistible ».

Ce symptôme apparaît donc brusquement et dure toute la période d'état, avec des oscillations peu importantes.

Les malades prennent une grande quantité de liquide, jusqu'à neuf litres par jour.

Charon et Frerichs ont insisté sur cette polydipsie et, à propos d'un malade de M. Lancereaux, Parisot dit que ce symptôme a apparu peu à peu, sans que le malade puisse indiquer exactement le jour, la semaine où ils ont apparu pour la première fois.

La soif, après avoir atteint son paroxysme, diminue, peu à peu, à mesure que l'on avance vers la fin de la maladie, et qu'augmente la cachexie. En même temps, la glycosurie diminue également et revient à la normale.

Polyphagie.— En même temps, ou peu après la polydipsie, apparaît la polyphagie.

Les malades sont pris brusquement d'un appétit dévo-
rant. Mirallié rapporte le cas d'un malade qui ne pouvait
satisfaire sa faim avec les quatre portions alimentaires
qu'on lui accordait.

Dans un cas de MM. Choupin et Molle, l'appétit était
aussi exagéré ; on verra, également, dans les observations
que nous avons réunies à la fin de notre travail, que ce
symptôme est assez constant.

Cependant, il est plus variable que le précédent, et peut
manquer dans certains cas.

Certains jours, les malades absorbent une quantité considérable d'aliments, surtout des féculents, du pain et des
pommes de terre. Puis cet appétit cesse pendant quelque
temps, pour revenir plus tard. Quelquefois, la polyphagie
fait complètement défaut et est remplacée par des troubles
digestifs intenses.

Les digestions deviennent longues et pénibles, le malade
a du dégoût pour certains aliments, et, en particulier,
pour les matières grasses.

L'appétit diminue, également, à mesure que la cachexie
avance, et quelques jours avant la terminaison de la
maladie, le cancéreux refuse toute nourriture.

« Il est une circonstance digne de remarque, dit
» Lapierre, c'est, qu'en général, la diminution de l'appétit
» coïncide avec la diminution de la glycosurie, ce qui
» semble indiquer qu'il existe un rapport entre ces deux
» phénomènes morbides. »

On a également noté des vomissements alimentaires
bilieux, graisseux ou marc de café, et une salivation abondante.

Digestion. — Parfois elle est facile ; dans d'autres cas, extrêmement pénible. Le plus souvent, les selles sont liquides et le malade a une diarrhée intense ; plus rarement, on a noté une constipation opiniâtre. Mais, dans les observations que nous rapportons, la diarrhée était de règle.

Cette diarrhée peut être un symptôme du début de la maladie, elle peut s'accompagner de douleurs et de ténesme, comme chez le malade de Frerichs.

Les graisses ne sont pas digérées ; c'est là un point admis par tous les auteurs.

On peut trouver les graisses dans les vomissements et les découvrir soit à l'œil nu, soit au microscope, en cherchant des cristaux d'acides gras.

Mais ce phénomène est assez rare : il a été surtout étudié et relevé par M. Gouguenheim.

Ce rejet des matières grasses peut être provoqué par l'ingestion des corps gras, mais parfois il y a, pour ainsi dire, un choix parmi les aliments, et les substances graisseuses qui entrent dans leur composition sont seules éliminées.

Ces vomissements graisseux ont une grande importance pour établir un diagnostic ; aussi doit-on les rechercher avec soin.

Quant aux vomissements alimentaires, bilieux ou sanguins, que l'on a notés dans la plupart des observations, ils doivent tenir à la compression du pylore ou à l'extension du néoplasme à l'estomac. Ils n'ont aucune valeur diagnostique.

Mais ce qu'il faut surtout rechercher, c'est la présence de la graisse dans les selles.

Elle a été signalée dans la plupart des observations, et celle que rapporte Bright et que nous avons reproduite donne une très bonne idée de ce symptôme.

« Le malade, dit Bright, rendait une grande quantité de
» matière grasse ressemblant beaucoup à du beurre qui
» se serait figé après avoir été fondu... Nous ne pouvons
» en trouver l'origine dans sa nourriture, car depuis qu'il
» nous est confié, il est soumis à un régime sévère et n'a
» pris aucune substance grasse. »

Cette stéarrhée peut se présenter sous des aspects différents.

Tantôt ce sont des gouttelettes de la grosseur d'une lentille, onctueuses, blanchâtres, solubles dans l'éther ; tantôt elle forme une couche à la surface des matières et peut s'étaler sur les parois du vase.

Il est assez difficile, quelquefois, de déceler les graisses, tant elles sont mélangées aux fèces. Bonnamy a donné, pour leur recherche, un procédé qui est excellent et qui est décrit dans la plupart des ouvrages classiques.

Comme valeur diagnostique, la stéarrhée a une importance qui a été bien discutée. Musmeci, Marston, Luithlers, attribuent à ce signe une grande valeur, et sa présence a suffi à Chauffard (cas de Garnier) pour poser le diagnostic de cancer du pancréas.

Muller lui refuse toute importance pour le diagnostic de cancer du pancréas et affirme qu'on le rencontre dans les cas d'ictère et dans beaucoup de maladies de l'intestin.

En effet, si le suc pancréatique émulsionne les graisses, il ne faut pas oublier que la bile et le suc intestinal peuvent jouer le même rôle.

Jaccoud (Cliniques de la Pitié) a dit que le rapport entre les selles graisseuses et les altérations du pancréas peut se résumer en ceci :

« Au cas d'acholie intestinale, le phénomène est sans
» valeur ; si la bile arrive normalement dans l'intestin, le

» phénomène a la valeur d'une présomption naturelle, pas
» davantage. »

Polyurie. — Elle est très abondante dans le cancer du
pancréas, surtout au début.

Peu de temps après les premiers symptômes, les mic-
tions sont fréquentes et abondantes ; dans nos observations, les malades urinent d'abord 4 et 5 litres en vingt-
quatre heures, et, en peu de temps, cette quantité monte
à 8, 10 et 15 litres.

Cette polyurie persiste pendant tout le cours de la maladie ; ce n'est qu'aux derniers jours qu'elle tombe et
diminue au-dessous de la normale.

La coloration de l'urine et sa réaction ne présentent
rien d'anormal. Quant à la densité, Bright et Frerichs,
dont nous rapportons les observations, l'ont trouvée normale, mais les autres auteurs ont trouvé des chiffres différents.

Parfois, les urines contiennent de la graisse, et Clarke,
ainsi que Bowditch, ont relevé deux cas de lipurie.

L'albumine est quelquefois notée : pour Bard et Pic,
elle serait constante (4 fois sur 7 cas) ; Caron s'élève contre cette opinion et déclare qu'il ne connaît d'autres cas
d'albuminurie que ceux signalés par ces auteurs.

Mirallié dit qu'il a recherché l'albumine dans 46 cas et
qu'il ne l'a rencontrée que 9 fois.

L'augmentation ou la diminution de l'urée ont été très
discutées, mais la majorité des auteurs que nous avons
consultés sont portés à croire que le taux de l'urée a été
trouvé abaissé.

Voici les chiffres trouvés par différents auteurs : Arnozan, 12 grammes par jour ; Lancereaux, 12 à 20 grammes
par jour pour 5 litres d'urine ; M. Dreyfuss, 13 grammes

par jour ; M. Moutard-Martin, 7 à 15 grammes par jour ;
M. Terrier, 14 à 18 grammes ; M. Lucron, 7, 15 et
14 grammes ; Musmeci, 2 à 15 grammes ; M. Caron, 2 à
20 grammes ; M. Mirallié, 4 grammes par jour ; M. Klemperer, 9 à 10 grammes.

Pourtant, Lapierre cite le cas d'un malade dont l'urine
avait de 80 à 140 grammes d'urée, et Harnack rapporte
une observation où le cancéreux excréta jusqu'à 124 grammes d'urée.

Troubles nerveux. — Les malades atteints de cancer
du pancréas perdent toute gaieté et voient leur caractère
changer peu à peu. Les facultés intellectuelles restent, le
plus souvent, intactes ; nous avons, cependant, rapporté
une observation où un malade souffrant d'un épithéliome
pancréatique a été atteint de crises d'aliénation mentale
qui ont nécessité son internement dans un asile.

Troubles visuels. — Contrairement au diabète sucré, les
troubles du côté de l'appareil de la vision font défaut dans
le cancer du pancréas. On a bien signalé deux cas où il
existait une atrophie commençante du nerf optique, se
traduisant par une légère ambliopie, mais ce sont là des
exceptions.

Dans les observations que nous avons placées à la fin de
notre travail, aucun trouble visuel n'est signalé.

CHAPITRE III

ÉVOLUTION DE LA GLYCOSURIE

Pourquoi dans le cancer du pancréas apparaît la glycosurie?

Après l'expérience de Claude Bernard, et celles de Minkowski et de M. le professeur Hédon, expériences dont nous avons parlé dans notre chapitre premier, la pathogénie s'explique facilement.

Du moment que la glycosurie apparaît dans l'ablation et les lésions du pancréas, on ne voit pas pourquoi elle ferait défaut dans le cancer, qui peut envahir toute la glande et détruire les cellules pancréatiques.

On a donné également une importance considérable au système nerveux dans l'apparition de la glycosurie.

On sait, par exemple, que la piqûre du plancher du quatrième ventricule suffit pour faire apparaître les symptômes du diabète sucré, et que l'on a observé des cas de diabète qui ne répondaient pas à une lésion pancréatique.

Peut-être que le cancer du pancréas aurait un retentissement sur les ganglions et le plexus solaire, et pourrait ainsi produire la glycosurie.

Il se pourrait également que le cancer finisse par être toléré et que son influence sur le système nerveux disparaisse, la glycosurie disparaîtrait alors, comme dans les cas que nous publions,

Jaccoud semble se ranger à cette opinion : pour lui, le diabète pancréatique viendrait d'une altération secondaire fonctionnelle du ganglion et du plexus solaire. Il ajoute que, chaque fois que la glycosurie a apparu, il y avait une lésion de l'atmosphère cellulaire péripancréatique et des filets nerveux y contenus (Cliniques de la Pitié, 1885.)

La question de la pathogénie du diabète est complexe, et actuellement la clinique et la pathologie expérimentale semblent se ranger à l'idée qu'il existerait plusieurs espèces de diabète.

Pour Claude Bernard, le diabète serait d'origine nerveuse ; pour Lancereaux, Mering, Hédon et Minkowsky, il serait produit par le défaut de la secrétion interne du pancréas qui, d'après Chauveau et Kaufman, modère la glycosurie.

Mais, d'après les observations que nous rapportons, la glycosurie n'existe pas pendant toute la maladie. Après un temps déterminé, elle disparaît ; cela semble peu logique, car il semblerait qu'elle devrait être plus grande lorsque le cancer a atteint toute la glande. Cependant, voyons ce qui se passe chez le diabétique. Quand le diabétique n'a pas vu son affection atténuée par un traitement suivi, et qu'il a été indemne des diverses complications du diabète, telles que anthrax, phlegmons, gangrènes, etc..., il succombe à une vraie cachexie. L'amaigrissement augmente de jour en jour, et le sucre diminue progressivement, pour disparaître dans les derniers jours de la maladie.

Aussi a-t-on dit que la disparition du sucre chez les diabétiques qui ont atteint la période de cachexie était un signe de mort imminente.

En est-il de même dans le cancer du pancréas ? Nous sommes porté à le croire, en étudiant les observations où le symptôme glycosurie a été relaté.

Celle que nous avons prise dans l'ouvrage de Frerichs nous apprend qu'après avoir été constante pendant toute la maladie, la glycosurie disparaît trois jours avant la mort.

Chez un de ses malades, Marston vit cesser la glycosurie peu de temps avant la mort.

Macaigne, Collier et Mirallié rapportent des cas analogues.

Parisot a rapporté également une observation où un de ses malades présenta deux périodes : une glycosurique et l'autre non glycosurique, mais cachectique.

Le malade de Bright présente également ces deux périodes, et la phase non glycosurique coïncide encore avec la cachexie.

L'observation que nous avons prise dans le *Marseille-Médical* et qui est due à M. Baromaki est également probante.

Dès que le sucre disparut chez ce malade, la cachexie fit de rapides progrès et la mort arriva bientôt ; au contraire, le cancer évolua très lentement tant que le sucre fut constaté dans les urines.

Seul, M. Parisot signale, dans sa thèse, cette marche de la glycosurie :

« Enfin, fait capital, la glycosurie disparaît dans les » derniers moments, alors que l'effondrement, la lésion » de la glande est à son apogée ».

Et plus bas :

« Dans la forme de diabète maigre, la glycosurie, » d'ailleurs peu abondante, disparaît avant la terminai-» son fatale ».

CHAPITRE IV

VALEUR DIAGNOSTIQUE DU SYMPTOME GLYCOSURIE

La glycosurie a une valeur manifeste dans le diagnostic du cancer du pancréas.

Dès le début, les désordres digestifs, la soif exagérée, la polyurie et la polyphagie, sont assez accusés pour faire penser à un diabète intense.

Si les urines sont examinées, on trouvera la présence de la glycosurie, et on ne pourra méconnaître ainsi le diabète.

Mais pour localiser la lésion au pancréas, on pourra se baser sur l'amaigrissement rapide, sur la quantité énorme de sucre excrété, et sur la diminution progressive du glycose, à mesure que la cachexie fait des progrès.

Si on ajoute la non-digestion des graisses, la reconnaissance dans les selles de portions de muscle non digéré, le diagnostic sera rendu plus facile.

On ne confondra pas la glycosurie du cancer du pancréas avec celle du diabète sucré, car le carcinome pancréatique est toujours accompagné d'ictère et de douleur siègeant dans la région où se trouve la tumeur.

La glycosurie pourra ainsi servir à poser un diagnostic, au début même de l'affection.

Mais quoique la valeur de la glycosurie soit considérable, elle n'a rien d'absolu, et Jaccoud a publié une obscrvation ayant trait à un cancer de l'estomac, avec lésion du plexus cœliaque et sans altération du pancréas, ayant donné lieu à de la glycosurie.

En résumé, en présence de douleurs épigastriques, avec ictère par rétention intense et continu, et dilatation de la vésicule biliaire, il faudra songer à une lésion possible du pancréas.

L'examen des urines et des selles pourra permettre de résoudre le problème.

OBSERVATIONS

Observation Première

(Frerichs. *Traité pratique des maladies du foie et des voies biliaires*, traduction française de Duménil et Pellagot, 3ᵉ édit. page 147).

Carcinome de la tête du pancréas. — Oblitération du canal cholédoque et du canal de Wirsung. — Ectasie de ce dernier et des conduits biliaires. — Ictère. — Hémorragie intestinale. — Diabète sucré. — Dyssenterie.

Guillaume Vogel, 50 ans, ouvrier, fut admis à la clinique le 13 février 1854 et mourut le 19 avril.

Depuis un an, suivant son rapport, ce malade éprouvait à la région épigastrique des douleurs qui n'étaient que passagères et fixaient peu son attention, parce qu'elles n'occasionnaient aucun trouble notable dans sa santé générale. Depuis le commencement de décembre, c'est-à-dire depuis environ trois mois, les téguments avaient pris graduellement une teinte ictérique; en même temps, les douleurs, tout en restant passagères, se faisaient sentir plus vivement dans la région du foie et s'irradiaient vers l'épaule droite. On observa, en outre, à différentes reprises, dans les selles, des masses ayant l'aspect du goudron sans que la nature des aliments pût être invoquée comme cause de cette coloration.

La peau du malade est d'un jaune brun; le ventre mou et peu distendu, sans douleur à la pression. Le foie est situé plus profondément qu'à l'ordinaire, son volume est un peu augmenté. L'obscurité du son fourni par la percussion occupe 13 centimètres sur la ligne sternale, 12 centimètres sur la ligne du mamelon, 11 centimètres sur la ligne axillaire. On sent le bord tranchant de l'organe à peu près à 2 pouces au-dessous des fausses côtes ; à gauche, ce bord est mince et donne la sensation d'une soupape ; en le suivant du côté droit, on arrive, à deux pouces et demi à droite de la ligne blanche, sur une tumeur pyriforme, lisse, élastique, qui se déplace dans les mouvements respiratoires et présente de la sensibilité à la pression.

Cette tumeur dépasse le bord du foie d'environ 7 centimètres à gauche ; à côté d'elle, et un peu plus haut, la main exploratrice arrive, par une pression plus profonde, sur une autre tumeur dure, inégale, qui ne se déplace nullement, mais dont on ne peut déterminer exactement la forme. Une selle était formée de matières semblables à du goudron, évidemment colorées par le sang, et témoignait d'une hémorragie siégeant dans la partie supérieure de l'intestin.

L'appétit est conservé, pas de vomissements, pouls mou à 60.

Le cœur est à l'état normal. On entend au sommet des deux poumons une respiration rude, et la percussion y donne un son obscur dans un espace circonscrit.

L'urine a une couleur brune, verdâtre ; elle est en quantité convenable et ne contient pas d'albumine, mais renferme une quantité de sucre variable.

Le diagnostic dut porter sur une oblitération du canal cholédoque par un carcinome du pancréas avec participation probable du pylore. En faveur du siège du produit de nouvelle formation dans le pancréas, on avait la situation, la fixité complète et la forme de la tumeur plus globuleuse qu'on n'a coutume de la rencontrer dans le simple cancer du pylore. Contre cette dernière hypothèse, nous avions aussi l'absence de vomissements, ainsi que la lésion du canal cholédoque qui est plus rarement atteint par la dégénérescence venant du pylore. Que dans le voisinage de ce dernier, les parois de l'estomac ou du duodénum fussent atteints, c'est ce que paraissait indiquer l'aspect goudronneux des selles, observé de temps en temps.

Nous ne nous dissimulions pas que l'hémorragie provenant d'un carcinome n'est pas habituellement assez considérable pour colorer entièrement en noir les évacuations par la partie inférieure, et, qu'en revanche, elle est d'ordinaire plus persistante que dans ce cas particulier, où il y avait de longs intervalles entre les hémorragies. Malgré l'emploi de la rhubarbe, de l'aloès, du chlorhydrate de fer, l'état du malade ne changea pas essentiellement pendant six semaines; seulement, il maigrissait graduellement, tout en ayant un bon appétit et une alimentation succulente ; l'hémorragie intestinale ne revint pas, les selles furent argileuses, sans mélange de bile.

A partir du 15 mars, on remarque que la teinte ictérique de la peau s'affaiblit, sans qu'on trouve de bile dans les selles. La cause de ce changement paraît être dans l'augmentation de l'excrétion urinaire, qui s'est accrue du double, pendant que ce liquide devenait plus clair. Un examen plus complet y démontra *la présence d'une grande quantité de sucre* ; la densité varie de 1009 à 1018. A partir de ce moment, l'urine fut examinée avec soin, et l'on obtint les résultats suivants :

Du 26 au 31 mars, la quantité varie entre 5,000 et 4,500 centimètres cubes.

Du 1ᵉʳ au 3 avril, elle varie entre 3,800 et 2,800 cent. cubes.

La densité, pendant cette époque, oscille entre 1019 et 1009,5.

La quantité de sucre pour cent varie dans le même temps de 1 à 3,80 (appareil Soleil). L'urine du matin est la plus dense ; elle contient, de plus, du pigment biliaire et beaucoup de mucus, constatation qualitative du sucre. Le malade prit de hautes doses d'opium pour combattre l'insomnie qui le tourmentait et les troubles de la diurèse ; pour entretenir les garde-robes, on administra, en même temps de l'extrait aqueux d'aloès uni au fer. On insista, avec prudence, sur le régime animal.

Vogel, qui était, du reste, tranquille et réfléchi, trouva ce changement de régime insupportable et, pour ce motif, il exigea sa sortie le 2 avril. La distension de la vésicule biliaire, la tumeur dure située à côté et à gauche, le volume du foie, n'avaient subi aucune modification depuis l'entrée du malade.

Dès le 10, il revint dans un état notablement empiré ; sa figure était pâle et ses traits altérés ; des évacuations fréquentes de mucus, de sang et de flocons de matière fibrineuse, avec un ténesme pénible, l'avaient affaibli ; pouls mou à 64, extrémités froides, inappétence complète, propension à la somnolence, réponses lentes.

Du 7 au 8, il rendit 2,500 cent. cubes d'urine, dont la plus dense pesait 1008, la moins dense 1005.

Elle avait une réaction acide, contenait du pigment biliaire, *mais plus de traces de sucre*.

La quantité rendue du 8 au 9 était de 2000 centimètres cubes ; son poids spécifique variait de 1008 à 1006, et elle ne contenait également pas de sucre. Les lavements au nitrate d'argent et à l'opium ; à l'intérieur, la teinture de

3

quinquina mêlée avec l'éther, le vin, les bouillons et d'autres analeptiques, ne purent arrêter la dysenterie et l'épuisement. La mort arriva le 9 avril, à une heure du matin.

Autopsie. — Dix heures après la mort.

Le cadavre présente une teinte ictérique médiocrement prononcée, pas d'œdème ; dure-mère colorée en jaune ; pie-mère modérément congestionnée ainsi que la substance cérébrale, qui est un peu ramollie dans la voûte, les tubercules quadrijumeaux, le pont de Varole et le plancher du quatrième ventricule.. Dans la substance du pont de Varole, on trouve de nombreux amas de pigment d'un rouge brun, comme des restes d'apoplexies capillaires. La muqueuse de la bouche, du pharynx et de l'œsophage est jaune, celle du larynx et des conduits aériens faiblement injectée ; le sommet du poumon gauche contient d'anciennes infiltrations tuberculeuses, entourées d'un tissu condensé et farci de pigment ; on y rencontre, en outre, des parties emphysémateuses ; le lobe inférieur est infiltré par hypostase. Le poumon droit renferme également quelques agglomérations tuberculeuses grosses comme des haricots.

Dans le péricarde, on trouve 5 onces d'un liquide couleur de bile, riche en albumine. Ce liquide, peu après son extraction, donne naissance à un coagulum considérable de matière fibrineuse. Le pigment biliaire s'y trouve en grande quantité ; on ne peut y démontrer la présence du sucre et des acides de la bile, ni directement, ni dans l'extrait alcoolique du résidu desséché. Les deux côtés du cœur contiennent des caillots fibrineux fermes ; le tissu musculaire et l'appareil valvulaire sont à l'état normal.

La cavité péritonéale contient 1 litre 1/2 de liquide plus pâle que celui du péricarde ; ce liquide est troublé

par des flocons purulents ; il donne la réaction de la
matière colorante de la bile, quoique plus faiblement que
l'épanchement du péricarde ; l'expérience de Pettenkofer
donne un résultat positif, celle de Trommer un résultat
négatif.

La rate est adhérente à l'arc du côlon ; son volume
est normal (longueur, 4 pouces trois quarts ; largeur,
3 pouces ; épaisseur, trois quarts de pouce) ; sa capsule est
opaque, son parenchyme mou, modérément congestionné.

Le foie descend plus bas qu'à l'ordinaire, le bord anté-
rieur du lobe gauche se trouve à 3 pouces et demi au-
dessous du sommet de l'appendice xiphoïde, celui du lobe
droit, dépasse de 2 centimètres les cartilages des hui-
tième et neuvième côtes ; la pointe de la vésicule biliaire
descend encore largement 1 pouce plus bas ; le bord de
la vésicule est éloigné de 2 pouces et demi de la ligne
médiane.

Le volume de l'organe n'est pas changé ; ses bords sont
tranchants, sa surface lisse ; la vésicule est énormément
distendue, elle contient environ 11 onces de bile trouble,
d'un brun noir, dans laquelle on voit briller un grand
nombre de paillettes de cholestérine, grosses et notablement épaisses ; il n'y a pas d'albumine. Les voies biliaires
sont toutes considérablement dilatées, au point qu'on y
sent la fluctuation, à beaucoup d'endroits, sur la surface
du foie. Leur membrane muqueuse a perdu son épithélium cylindrique et est revêtu d'un épithélium pavimen-
teux qui a subi, en partie, la dégénérescence graisseuse.

Le parenchyme du foie est très humide, imbibé de bile
verte, modérément congestionné, d'une consistance un
peu amoindrie. L'appareil vasculaire ne présente rien
d'anormal ; le contour de la veine porte mesure 4 centi-

mètres. Les cellules hépatiques sont, en partie, d'une pâleur remarquable, et le plus souvent ne contiennent pas de graisse ; une partie est complètement remplie d'une matière de couleur jaune orangé, éclatante, ou renferme de petits amas de pigment brun ou vert ; un petit nombre seulement contient des petites gouttelettes de graisse. nulle part confluentes. On ne trouve qu'une très faible quantité de leucine et de tyrosine dans le parenchyme du foie ; il n'y a pas de traces de sucre.

L'estomac est très contracté, sa membrane interne recouverte de mucosités grisâtres visqueuses ; la tunique musculeuse du pylore est épaissie et enchevêtrée avec le produit de nouvelle formation, qui, du pancréas, arrive jusqu'à elle. Le duodénum est revêtu d'une couche épaisse de mucus blanchâtre ; sa membrane interne et boursouflée est d'un gris sale. Le point correspondant à l'orifice du canal cholédoque et de Wirsung proémine sous forme d'une papille blanche, solide. Il n'y a nulle part d'ulcération.

La tête du pancréas est infiltrée d'une substance fongueuse, grise, ramollie par places, et étroitement unie aux parois du duodénum. Dans l'intérieur de la masse cancéreuse, on voit des cavités en forme de kystes, dépendant du canal de Wirsung, avec des parois érodées et un contenu muqueux incolore.

Ce qui a été épargné du pancréas est atrophié ; le canal de Wirsung, considérablement distendu, présente de nombreuses cellules séparées par des saillies valvulaires et remplies de produits de sécrétion. On peut recueillir à peu près une drachme et demie de ce produit. Le liquide trouble se coagule, en partie, au contact de l'air ; le coagulum consiste en globules brillants, gélatineux, et, sous le microscope, on y voit des cellules semblables aux corpuscules du pus. La réaction est faiblement alcaline, le produit, filtré après addition d'eau, ne donne aucun précipité par l'ébullition. L'acide nitrique ainsi que l'acide acétique y déterminent un trouble évident ; le précipité formé par ce dernier se redissout en partie dans un excès de réactif ; rien d'anormal dans l'intestin grêle. A partir de la vulve iléo-cæcale, commencent une teinte rouge et un gonflement de la muqueuse, qui augmentent d'intensité à mesure qu'on avance vers le rectum ; la muqueuse de cet intestin, veloutée et d'un rouge foncé, est couverte d'un liquide visqueux teint de sang ; on n'y trouve pas de substance profonde. Le microscope ne révèle rien d'anormal dans le sang de la veine porte, de la rate et du foie. Les reins ont leur volume normal, une surface lisse, et sont modérément congestionnés ; leur structure fine, est parfaitement intacte, on observe seulement une faible coloration ictérique de l'épithélium glandulaire. La vessie contient une grande quantité d'urine, dans laquelle on trouve du pigment biliaire, mais pas de sucre.

Observation II

(Macaigne)

Vaste épithéliome de la tête du pancréas. — Glycosurie

Le 16 décembre 1889, entre à l'hôpital Saint-Antoine, dans le service de M. Tapret, salle Lorain, n° 13, une malade, veuve T..., âgée de 69 ans, laitière.

Pas d'antécédents héréditaires notables, pas de tare arthritique.

Antécédents personnels. — A passé la plus grande partie de son existence à la campagne, sans faire aucune maladie.

Après avoir subi quelques vicissitudes, elle est venue s'installer à Paris depuis une douzaine d'années, faisant le métier de laitière sous une porte cochère.

En 1885, elle a une pneumonie qui la tint au lit pendant trois à quatre semaines. Depuis lors, dit-elle, elle ne s'est jamais bien portée, étant sujette à des cauchemars, à des pituites le matin, des vomissements alimentaires dans la journée, avec sensation de pesanteur à l'épigastre ; et souvent elle est prise de diarrhée. En même temps, elle remarque que ses urines ont augmenté de quantité (elle se lève plusieurs fois la nuit), laissent chaque jour déposer sur la paroi du vase un sédiment rouge ; elle perd l'appétit, maigrit. Elle a toujours soif, mais n'absorbe par jour que trois ou quatre litres de liquide.

Elle souffre parfois d'une pesanteur dans l'hypocondre droit, avec irradiations douloureuses dans l'épaule droite. En novembre 1888, elle fait une chute dans un escalier et se casse le bras droit. Pendant son séjour en chirurgie apparaît un ictère pour lequel, aussitôt après la guérison de son bras, on la fait entrer dans le service de M. Tapret, où elle fait un séjour de six mois.

On constate à plusieurs reprises l'existence d'une glyco-surie notable (35 à 50 grammes de sucre par litre, avec 5 à 6 litres d'urine), une tuméfaction du foie avec bosse-lure vers l'ombilic, un ictère chronique, aussi M. Tapret porte-t-il le diagnostic probable de cancer de la tête du pancréas comprimant les voies biliaires. L'état général resté assez bon et la malade quitte l'hôpital au mois de mai 1889.

Pendant tout ce premier séjour, des analyses répétées montrent la constance de la glycosurie avec polyurie légère, sans polyphagie.

L'ictère s'accentuant de plus en plus, la perte d'appétit,

la faiblesse augmentant, la malade entre de nouveau à l'hôpital, le 16 décembre 1889.

L'examen pratiqué à cette date fait constater les phénomènes suivants : la malade présente un ictère foncé qui, dit-elle, n'a fait que s'accentuer depuis son apparition. Les démangeaisons l'empêchent de dormir. Elle se plaint d'une grande faiblesse et de douleurs dans les membres inférieurs, surtout au niveau des aines et des fosses iliaques.

L'appétit est presque nul ; la malade a le dégoût de la viande. Elle n'a pas de vomissements. Les selles sont grises, argileuses.

L'exploration du foie montre que cet organe est augmenté de volume. Son lobe droit descend de trois à quatre travers de doigt au-dessous du rebord costal et on sent nettement son bord tranchant sans la moindre bosselure. Mais, à partir de l'encoche, le bord du foie perd sa netteté, et on perçoit, en le suivant vers l'épigastre, une bosselure au-delà de laquelle on détermine mal la direction du lobe gauche.

La rate est augmentée de volume.

Le cœur régulier fait entendre un souffle systolique à la pointe.

Les poumons n'ont rien, quoique la malade dise tousser et cracher beaucoup.

L'urine ne renferme *plus de sucre* ; elle n'est pas albumineuse, mais contient des pigments biliaires en grande quantité.

Du côté de ses membres inférieurs, on ne trouve pas la cause des douleurs qu'elle accuse ; mais on constate que les ganglions de l'aine sont un peu augmentés de volume et douloureux à la pression.

Pas de ganglions sus-claviculaires appréciables.

Pendant le mois d'avril, la malade présente un accès de fièvre qui ne se renouvelle pas, mais à la suite duquel l'hypocondre droit reste douloureux à la pression.

Jusqu'au mois d'octobre, la malade reste dans le même état, maigrissant très peu, mais devenant de plus en plus faible. Autant que sa faiblesse, la douleur des jambes la maintient constamment au lit.

Le 7 octobre. — Eclate une nouvelle poussée fébrile ; pendant cinq jours consécutifs, la température atteint 40° s'abaissant à 39° le matin ; puis elle reste à 39° pendant 3 jours et enfin retombe à 37° en l'espace de 4 jours. A la suite de cette période de fièvre, la malade reste épuisée et en proie à un subdélire presque constant.

Le 21 novembre. — La fièvre réapparaît et emporte la malade en quatre jours.

Pendant la durée de ce second séjour de la malade, l'urine, plusieurs fois examinée, n'a jamais contenu de sucre.

L'évolution de la maladie, suivie à l'hôpital, peut ainsi se décomposer en deux phases : l'une glycosurique, qui dure sept mois au moins ; l'autre, cachectique, non glycosurique, qui persiste pendant onze mois.

Autopsie. — Cancer de la tête du pancréas. Cirrhose hypertrophique biliaire.

A l'ouverture de l'abdomen, on voit, sous le bord du lobe gauche du foie, une tumeur mamelonnée présentant l'aspect d'un carcinome.

Le bord du foie, à ce niveau, présente une échancrure dans laquelle se loge la tumeur, de telle façon que la surface de la tumeur et la surface du foie sont sur un même plan ; le doigt passe de l'une à l'autre sans sentir d'interruption appréciable.

Cette tumeur, bosselée, grosse comme la tête d'un fœtus

à terme, s'est développée aux dépens de la tête du pancréas et a détruit la moitié environ de la glande dont le reste paraît absolument sain.

A l'œil nu, la transition de la partie saine à la partie malade paraît nette.

Sur une coupe, cette tumeur est très dure, formée de gros noyaux arrondis. A son centre, plusieurs noyaux gros comme une noix sont ramollis et forment des cavités contenant une bouillie grisâtre.

L'estomac adhère, par sa face externe, à la tumeur sur une petite étendue. La muqueuse est intacte.

Les ganglions du bord supérieur du pancréas sont tous hypertrophiés et durs, comprimant manifestement les rameaux nerveux voisins,

Le foie est gros (1670 grammes). La surface des coupes faites immédiatement présente absolument l'aspect de la cirrhose biliaire. On ne retrouve dans le foie, ni trace d'angiocholite, ni nodule cancéreux.

Le canal cholédoque, enclavé dans la tumeur, est complètement oblitéré.

La rate pèse 500 grammes ; elle est ferme.

Le cœur pèse 180 grammes.

Un peu de congestion pulmonaire.

Observation III

(In thèse Parisot)

Epithéliome pancréatique limité à la tête de l'organe. — Oblitération du canal de Wirsung. — Sclérose et atrophie simple du reste de la glande.— Diabète ; polydipsie, polyrie, glycosurie, persistantes ; amaigrissement ; pas de polyphagie ni d'azoturie.

La nommée Marie M..., 60 ans, sans profession, entre, le 11 septembre 1894, à l'Hôtel-Dieu, dans le service de M. Lancereaux, salle Saint-Martin, n° 5.

Ses père et mère sont morts, alors qu'elle était encore enfant, aussi ne peut-elle donner sur leurs antécédents pathologiques aucun renseignement. Quant à elle, elle n'a, dans sa jeunesse, présenté aucun des phénomènes de l'herpétisme (épistaxis, migraines, etc.)

En excellente santé jusqu'en mai 1891, elle commence à ressentir, à cette date, une soif inextinguible. La nuit, elle est obligée de se lever sept ou huit fois pour uriner et boire ; mais, contrairement à ce que l'on remarque d'habitude dans le diabète pancréatique, il est impossible à la malade de préciser le jour, la semaine où ont débuté les phénomènes. C'est petit à petit, ajoute-t-elle, que cette envie de boire a augmenté jusqu'à devenir un tourment continuel.

L'exagération de la soif, la polyurie, la glycosurie et l'amaigrissement ont gardé un ensemble symptomatique. L'appétit restait normal, les forces persistaient,

Dans les premiers jours de décembre, il fut encore possible à notre malade de faire des marches à pied. L'amaigrissement est énorme, les masses musculaires ont fondu, et, en de nombreux points, la peau est collée aux os.

Les facultés intellectuelles persistent absolument intactes et la mémoire se maintient aussi fidèle que par le passé.

La vue, l'ouïe, l'odorat et le goût ne sont point altérés. Les artères sont dures, athéromateuses. Les cheveux sont rares ; pas d'autre trouble trophique.

Aux deux sommets des poumons, râles muqueux avec submatité et résistance au doigt, indice d'un bacille en évolution.

Cœur régulier ; tension artérielle, 20.

Les urines (densité 1030 à 1035, acides, jaune-paille)

varient entre 3 et 5 litres *et contiennent* 280 *à* 350 *grammes de sucre,* 12 à 21 grammes d'urée ; pas d'albumine.

Devant cet ensemble, le diagnostic resta quelque temps incertain, et, quoique l'existence d'une lésion pancréatique fût définitivement admise, on pouvait objecter l'absence de début brusque, la vive exagération de la faim, la faible quantité des urines, du sucre et surtout d'urée, et, enfin, l'intégrité parfaite des fonctions intellectuelles.

Pendant toute la période où elle fut soumise à notre examen (du 11 novembre au 26 décembre), aucun phénomène nouveau ne survint. Appétit nul, constipation habituelle, soif modérée ; pas d'amaigrissement (pesait 78 livres le jour de son entrée, 79 le 24 décembre).

26 décembre. — Dans l'après-midi, la malade se lève et est prise de syncope ; le matin, elle était dans son état habituel. Pressentiments de mort prochaine ; aucune douleur.

27. — Elle nous raconte, avec la plus grande lucidité d'esprit, ce qui lui est arrivé ; elle insiste sur sa fin prochaine que rien ne justifie, en apparence. Elle a conservé l'appétit, est allée régulièrement à la garde-robe, a bien dormi. Dans la soirée, après une journée tranquille, urine sous elle, se débat et meurt, une heure après, sans avoir connaissance.

Autopsie. — Cavité crânienne. — Cerveau. — Les artères de la base de l'encéphale sont athéromateuses ; les méninges se détachent bien. La substance nerveuse présente un piqueté hémorragique des plus nets. Pas de foyer de ramollissement ni d'hémorragie.

Pas de lésion du bulbe et du cervelet.

Cavité thoracique. — Poumons. — Adhérences aux sommets, surtout à gauche ; cavernules, tubercules confluents et granulations miliaires dans les lobes supérieurs. Pas de foyer d'hépatisation. Péricarde sain, pas de liquide.

Cœur.— Ventricule gauche hypertrophié (épaisseur de la paroi, à sa partie moyenne, 2 cent. 1/2), revenu sur lui-même. Valvule mitrale saine.

Pas de caillot dans la cavité de ce ventricule.

L'orifice aortique et son appareil valvulaire sont intacts, l'embouchure des coronaires est libre.

Le ventricule droit ne renferme aucun caillot, ses valvules tricuspide et pulmonaires sont saines.

L'aorte, non dilatée, présente quelques plaques athéromateuses de petite dimension. Il n'existe aucune cause de compression le long des troncs nerveux sympathiques et pneumogastriques.

Cavité abdominale. — Adhérence complète du diaphragme au foie, sur toute l'étendue de la face supérieure de cet organe.

Foie. — Poids 1450 gr. Apparence normale, ni graisseux, ni amyloïde, ni sclérosé. La vésicule biliaire contient une bile verdâtre, transparente, sans calculs, que la moindre pression fait couler dans l'intestin. Pas de noyaux épithéliomateux secondaires.

Rate. — Petite, poids 80 gr.

Reins. — Leur capsule se détache facilement, et entraîne avec elle des débris de parenchyme.

Leur surface est décolorée, blanchâtre, parsemée de kystes colloïdes. La substance corticale est diminuée d'épaisseur, les artères dilatées restent béantes à la coupe. Poids : droit, 90 gr.; gauche, 130 gr.

Tube digestif. — Dilatation énorme de l'estomac ; petit et gros intestin sains.

Plusieurs corps fibreux pédiculés sur l'utérus ; annexes non lésées.

Pancréas. — Au niveau de la tête pancréatique, nombreux ganglions lymphatiques hypertrophiés, durs.

L'un d'eux, gros comme une noix, siégeant sur l'artère hépatique, est le siège d'une hémorragie notable.

Le pancréas dans son ensemble est diminué de volume et d'étendue. La surface blanchâtre est irrégulière, bosselée ; la lobulation est devenue plus évidente.

Au niveau de la tête, confondue avec le duodénum, existe une tuméfaction grosse comme une olive, dure comme du bois, et qui fait penser, au premier abord, à l'existence d'un calcul. Le pancréas mesure, dans son diamètre transversal, 15 centimètres, et 8 millimètres d'épaisseur à sa partie moyenne.

Le corps et la queue de l'organe, plus résistants, ne donnent pas la sensation ligneuse.

La néoplasie n'a pas dépassé la sphère pancréatique ; la coupe, au niveau de la tête, fait tomber sur une masse blanchâtre, ferme, en aucun point ramollie, sans cavité kystique. Les canaux, principal et accessoire, sont dilatés et oblitérés à leur embouchure.

Le corps et la queue de l'organe n'ont plus la même apparence.

Le canal de Wirsung, gros comme uneplume d'oie, renferme un liquide latescent. Tout autour, le parenchyme est sclérosé. Les lobules pancréatiques font une saillie manifeste. La muqueuse duodénale est saine. Le canal cholédoque est libre, ainsi que la veine porte.

Les ganglions semi-lunaires sont atrophiés d'une façon manifeste : ils mesurent à peine quelques millimètres dans tous leurs diamètres, mais sont mous, non altérés en apparence. Sur toutes les branches du plexus solaire, sont disséminés des ganglions lymphatiques hypertrophiés, mais non adhérents.

Histologie. — Les coupes pratiquées au niveau de la tête du pancréas, où siège la néoplasie, montrent l'existence d'un stroma conjonctif, circonscrivant des alvéoles de forme extrêmement variable, renfermant des cellules. Celles-ci, sont disposées en amas, volumineuses, à contour net, mais irrégulier, à protoplasma abondant, transparent, granuleux ; elles renferment un noyau volumineux qui se colore parfaitement. Quant au stroma, il est formé de fibrilles conjonctives, parallèles, entre lesquelles existent en très grande abondance des cellules embryonnaires.

Au niveau du corps et de la queue de l'organe, les travées conjonctives interacineuses, normales, ont subi un épaississement considérable.

Les acini pancréatiques sont comprimés dans cette trame et diminués de volume. Leurs cellules se colorent mal, beaucoup ont subi la dégénérescence graisseuse totale.

Le pancréas a été recueilli vingt-quatres heures après la mort.

OBSERVATION IV

(M. Baromaki, in *Marseille-Médical*, 1891).

Cancer de la tête du pancréas. — Glycosurie.

Le nommé G..., âgé de 52 ans, employé aux ateliers des Messageries-Maritimes, est entré à l'asile Saint-Pierre, dans le service de M. le docteur Rey, le 25 avril 1890 : son certificat d'admission, signé par le docteur Aillaud, portait: démence très accentuée, avec idées de persécution et de grandeurs.

Après un premier examen, M. le docteur Rey rédigea

le certificat suivant : Affaiblissement des facultés intellectuelles, de la mémoire, idées de satisfaction et de richesse,
troubles de la motilité, hésitations de la parole, faiblesse
des membres inférieurs.

Pas d'inégalité pupillaire. Comme état physique, il présentait une teinte subictérique très marquée et un certain
degré de cachexie ; néanmoins, pendant les deux premiers
jours qui ont suivi son entrée, il n'a manifesté aucun trouble dans les fonctions digestives ; puis, brusquement, sans
cause apparente, il fut pris de vomissements alimentaires
qui se produisirent quelque temps après le repas, avec
dégoût d'aliments gras et de diarrhée intense. Le malade,
interrogé, déclara avoir été, pendant longtemps, chez lui,
sujet à des troubles digestifs de même nature. Trans-
porté à l'infirmerie, un examen minutieux nous a permis
de constater de la douleur à la pression vers le bord inférieur du foie et à la région épigastrique ; mais on n'apercevait ni tumeur ni empâtement sur aucun point de cette
région.

L'estomac paraissait dilaté, on produisait assez facilement le bruit de clapotement. On émet alors l'hypothèse
de l'existence d'un cancer du pylore. Le malade fut soumis au régime lacté ; mais il continua à rendre, deux ou
trois heures après ses repas, une quantité considérable de
liquide verdâtre.

Voici les renseignements qui nous furent donnés par la
famille : Il avait été traité, huit mois avant son internement,
comme diabétique. Au mois de décembre 1889, c'est-à-dire
trois mois après ce traitement, il avait commencé à donner
des signes d'aliénation mentale : tels que absence de la
mémoire, de l'extravagance dans ses actes, voulait faire
des constructions et des achats sans se rendre compte de
leur importance ; à la moindre contrariété, il s'emportait,

menaçait les personnes de son entourage. Voici l'observation qu'a prise à ce moment le docteur Trastour :

M. G... a toujours été d'excellente santé, jusqu'à l'année dernière. Pas d'antécédents héréditaires ou personnels. L'an passé, il commença à éprouver une soif vive ; il urinait plus souvent et plus abondamment que d'habitude, son appétit était conservé, mais il maigrissait et ses forces diminuaient. Il était soigné alors par le docteur de Lespinois qui examina ses urines *et y trouva du sucre*. (Il m'a été impossible de savoir dans quelles proportions).

Les choses allèrent ainsi jusqu'à la fin de l'année ; à partir du 31 décembre 1889, la scène changea ; M. G... fut pris de vomissements incoercibles. Il ne tolérait absolument aucun aliment, ni solide, ni liquide, c'est à ce moment qu'il réclama les soins du docteur Aillaud. Malgré le régime lacté exclusif auquel le malade fut soumis, les vomissements continuèrent quand même vers la fin janvier, comme je l'ai déjà dit. M. Aillaud me pria de vouloir bien me rendre à la Ciotat pour examiner M. G... qu'il supposait atteint d'une lésion du foie. Je trouvai un malade très amaigri avec une pâleur marquée des téguments, mais sans teinte cachectique, il n'accusait aucune souffrance, il se plaignait seulement de ses vomissements qui se produisaient toutes les fois qu'il ingérait une quantité de lait même très faible et qui survenaient aussi sans l'ingestion d'aucune boisson.

On nous montra les matières vomies depuis le matin (il était à ce moment 3 heures de l'après-midi). Il y en avait environ quatre litres. Le malade n'avait pas pris une aussi grande quantité de lait et Mme G... nous affirma qu'elle en avait fait plusieurs fois l'expérience, que les liquides vomis par son mari étaient plus abondants que les boissons ingérées. Les matières vomies étaient fortement colorées en vert. Elles contenaient certainement une grande proportion des substances colorantes de la bile. L'examen des organes était négatif quant aux poumons et au cœur; le foie et la rate avaient leurs dimensions normales. Ils n'étaient douloureux ni à la palpation ni à la percussion.

L'estomac paraissait dilaté, on produisait facilement le clapotage, mais on n'apercevait ni tumeur ni empâtement sur aucun point de la région occupée par cet organe. La cavité abdominale, dans toutes ses autres parties, ne présentait rien d'anormal. M. G... n'avait jamais abusé des boissons alcooliques; ses artères n'étaient nullement athéromateuses. Avant le 31 décembre 1889, il n'avait jamais présenté de troubles digestifs, jamais de douleurs au creux épigastrique, jamais de pyrosis, ni de pituites matinales, ni de vomissements glaireux. Il n'avait jamais présenté des signes pouvant faire croire à une gastrite. Les vomissements avaient brusquement débuté le 31 décembre et ils avaient toujours eu, depuis, la même nature et la même abondance. Leur coloration a toujours été d'un vert très prononcé. Depuis cette même époque, le malade accusait une constipation opiniâtre, il fallait plusieurs lavements pour amener quelques cybales; sur la demande que nous fîmes, on nous répondit que ces matières durcies étaient décolorées, grisâtres. Le malade n'est pas ictérique, j'ajoute qu'il a toujours été apyrétique.

Les urines du malade, analysées à deux reprises différentes, *ne contenaient plus de trace de sucre.*

Nous nous trouvions donc en présence d'un homme qui, pendant l'été 1889, avait vu, tout à coup, ses forces diminuer, quoique son appétit restât le même, en même temps il buvait plus que d'habitude et il urinait abondam-

ment, et puis, la scène avait changé brusquement, la
glycosurie disparut.

A quelle affection avions-nous affaire ?

Le foie ne paraissait pas devoir être mis en cause. Il en
était de même de l'estomac pour des raisons indiquées
ci-dessus : mais comme annexe du tube digestif, il restait
encore le pancréas, dont la situation profonde ne permit
pas une exploration facile. En réfléchissant à cette circonstance, que M. G... avait présenté au début de sa
maladie des symptômes qui étaient ceux du diabète
maigre, il était permis de supposer que cette glande était
malade. En effet, je m'arrêtai à cette idée que la tête du
pancréas était le siège d'une tumeur, dont il n'était pas
possible, évidemment, de préciser la nature, mais que
l'on pouvait, cependant, croire cancéreuse, étant donné
l'âge du sujet. L'existence de cette tumeur étant admise,
il était facile d'expliquer les troubles morbides qui s'étaient
déroulés depuis le 31 janvier.

En effet, un néoplasme développé au niveau de la tête
du pancréas, pouvait comprimer le duodénum, au-dessous
de l'ampoule de Vater. Le canal cholédoque restant libre,
la bile continuait à être déversée dans la cavité duodénale,
mais elle rencontrait là un obstacle qui l'empêchait de
continuer son cours le long de l'intestin. Elle était alors
refoulée dans l'estomac, d'où elle était rejetée au dehors
par les efforts des vomissements ; cette compression du
duodénum au-dessous de l'ouverture du canal cholédoque,
expliquait encore la rareté des matières fécales et leur déco-
loration ; elle expliquait aussi l'absence d'ictère.

Il ne pouvait pas y avoir de résorption biliaire, puisque
ce liquide pouvait arriver librement dans le tube digestif,
où il ne séjournait d'ailleurs pas, puisqu'il était rejeté au
dehors par l'estomac. Le diagnostic porté fut donc : cancer

probable du pancréas, développé au niveau de la tête de cette glande et comprimant l'ampoule de Vater.

Quelque temps après, les troubles digestifs semblèrent s'amender, les vomissements furent un peu moins fréquents.

M. G... put même se lever et sortir, mais il présenta alors des signes d'aliénation mentale qui nécessitèrent son admission à l'asile de Marseille, où il ne tarda pas à succomber.

Le malade vécut à l'asile jusqu'au 16 mai, c'est-à-dire environ 20 jours, les vomissements continuèrent à se produire d'une façon régulière après chaque ingestion d'aliments, son état de cachexie s'accentua de plus en plus.

Les urines ne contenaient plus de sucre.

Un amaigrissement rapide se produisit en moins de 20 jours, le malade diminue de 13 kilogrammes; enfin, il tomba dans un état comateux et la mort survint peu après.

Le 18 mai, l'autopsie pratiquée par nous a confirmé, dans tous ses détails, le diagnostic *cancer*.

Autopsie.— La famille n'ayant pas permis de faire une autopsie complète, la tête n'a pas été touchée, et nous n'avons pu savoir s'il existait des lésions cérébrales circonscrites ou diffuses.

La tête du pancréas et le duodénum sont le siège d'un néoplasme volumineux et très étendu, qui présente trois parties principales. L'une, au niveau du coude formé par la troisième portion du duodénum et jéjunum : cette partie remplit complètement la cavité de l'intestin de façon à en obturer la lumière. La deuxième, située à droite de la précédente, avec laquelle, d'ailleurs, sa base se prolonge, est dans la troisième portion du duodénum. Celui-ci présente, sur son bord inférieur, une perforation longitudinale, mesurant de 5 à 6 centimètres de longueur. A travers cette perforation, on peut voir le néoplasme sous forme d'une excroissance, du volume d'un œuf de pigeon, à pédicule élargi, dirigé de haut en bas, ayant pris par conséquent naissance sur le bord supérieur du duodénum, au niveau de son adhérence au pancréas. Des adhérences existant entre les bords de la perforation et le noyau empêchaient le passage des aliments dans la cavité péritonéale.

Enfin, la troisième partie du néoplasme s'étale sur la face postérieure de la tête du pancréas, qu'elle recouvre complètement. D'ailleurs, cette tête du pancréas est, elle-même, infiltrée de tissus cancéreux.

En résumé, un vaste néoplasme, occupant la face postérieure de la tête du pancréas, infiltrant cette tête, enfin, la débordant en bas, pour pénétrer à travers la paroi duodénale jusque dans la cavité de cet intestin, dont il fermait hermétiquement la lumière, au niveau de sa troisième portion, au-dessous de l'ampoule de Vater.

Observation V

(Résumée)

(R. Bright. *Cases and observations conected, with disease of the pancreas and duodenum, in medicin. chirurgie.* Trans of London, t. XVIII, page 3, 1883.)

Diabète. — Ictère par oblitération des conduits biliaires. — Cancer du pancréas. — Ulcération du duodénum. — Evacuation considérable de graisse par le rectum. — Noyaux secondaires dans le foie.

James Barner, âgé de 49 ans, domestique dans un bureau de louage, d'habitudes sobres et régulières, commença, en mars 1827, à ressentir une soif et un appétit immodérés, avec des douleurs lombaires constantes. Polyurie. Amaigrissement. En août: diabète confirmé. Les urines contiennent une assez grande quantité de sucre. En septembre, ictère, selles décolorées.

24 décembre. — Le taux des urines baisse, elles ne contiennent plus de sucre. Tous les symptômes diabétiques ont disparu.

28 décembre. — Le malade rend une grande quantité de matières grasses jaunâtres, ressemblant beaucoup à du beurre qui aurait figé après avoir fondu.

26 janvier. — Le malade meurt sans douleurs, usé par l'émaciation, la faiblesse, mais gardant sa connaissance jusqu'au dernier moment.

L'ictère, l'amaigrissement, les troubles digestifs avaient été, sans cesse, en progressant. Aucun phénomène diabétique (polyurie, polydipsie, polyphagie et glycosurie) n'était reparu.

A l'autopsie, on constate une pleurésie suraiguë gauche, avec un abcès du volume d'une olive dans le poumon correspondant.

L'abdomen contenait 5 litres d'un liquide olive sombre.

La vésicule biliaire est distendue par une bile épaisse, noirâtre ; le fond fait saillie en avant quand on enlève les parois abdominales.

Tous les conduits biliaires sont dilatés.

Le canal cholédoque vient se terminer en cul-de-sac dans la substance altérée du pancréas ; à son extrémité, existe un dépôt de fibrine et de cholestérine.

La tête du pancréas, réunie aux glandes voisines, forme une masse globulaire, dure, autour de laquelle tourne le duodénum et à laquelle cet intestin, ainsi que le pylore, étaient solidement adhérents ; en deux endroits où le pancréas et le duodénum étaient agglutinés ensemble par la maladie, on trouve une ulcération à bords durs, squirrheux, intéressant tout l'intestin ; l'une d'elles a l'étendue d'un shilling, l'autre seulement d'un penny (décime).

Le reste du pancréas est dur, cartilagineux au toucher, d'une couleur jaune brillante.

En quelques endroits du foie, on trouve de petites masses irrégulières, de consistance dure, plus foncée que la substance du foie.

Ainsi donc: épithéliome limité à la tête du pancréas avec atrophie de tout le reste de la glande. Evolution totale de la maladie: un an à peu près.

Disparition de la glycosurie et des phénomènes diabétiques un mois avant la mort.

Observation VI

(Résumée)

(Archives générales de médecine, 1890 : Van Ackeren, Berlin, *Klin. Woch.,* 1890)

Maltosurie dans le cancer du pancréas

Homme de quarante-neuf ans, atteint, en juin 1888, de gastralgie, constipation ; il maigrit progressivement.

Les urines sont troubles, épaisses, alcalines et ne contiennent pas d'albumine, mais on y trouve une assez grande quantité d'indican, des poly-saccharates et de la maltose.

Densité de 1028 à 1030.

Anasarque, polyurie.

Fibres musculaires dans les selles.

Autopsie. — Deux masses carcinomateuses dans la tête et la queue du pancréas ; carcinome ulcéré de la région pylorique.

L'auteur pense que la maltose doit se rencontrer sou-

vent au lieu du sucre de raisin dans l'urine des sujets
atteints de maladies du pancréas.

OBSERVATION VII

(Résumée)

(In thèse Vernay, Lyon)

Cancer du pancréas. — Glycosurie

A. L.., 36 ans, tisseur, entré le 29 mai 1883, mort le
14 novembre 1883.

Les antécédents héréditaires de ce malade ne présentent rien de particulier. Sa mère est morte âgée et rhu-
matisante, et une de ses sœurs est morte à vingt ans,
avec de l'ascite.

Sa santé a été bonne pendant son enfance, la seule
maladie qu'il ait eu est la rougeole. Mais, depuis la campagne de 1870, il fut sujet à des bronchites fréquentes,
qui amenèrent des accès d'oppression survenant surtout la
nuit. Il dut pour cette cause rester pendant un an à l'hôpital, en 1878, et pendant ce séjour il eut un peu d'ictère
et de l'anasarque. A cette époque, il était gras et bien
musclé, mais il faisait déjà des excès alcooliques, qu'il a
continués depuis.

Le jour de son entrée, il présente l'état suivant : il est
très amaigri et faible.; il se plaint de tousser et d'éprouver
souvent de l'oppression quand il fait un effort ou marche
rapidement. Son expectoration est muco-purulente. Depuis cinq ou six mois, il est très altéré et urine beaucoup
plus que d'habitude. Il lui est arrivé quelquefois de voir
apparaître, à la fin de la miction, quelques gouttes de
sang accompagnées d'une légère cuisson. La quantité de
ses urines, mesurée quand il rentre dans le service, est

de 7 litres et demi, par jour, et celle du sucre est de 54 grammes par litre. En même temps que la soif, l'appétit est augmenté, il a faim constamment. Il ne présente aucune éruption, ni sur la peau, ni sur les muqueuses ; mais, au mois de janvier, il eut une éruption généralisée, abondante surtout sur la poitrine et le dos, très prurigineuse, la nuit principalement. Maintenant encore, il en reste des macules pigmentées.

Pas de troubles de la vue, pas de céphalalgie.

Aux poumons, on trouve des signes d'emphysème : sonorité exagérée, respiration prolongée et sifflante. Rien au cœur.

Le foie est petit et ne paraît guère mesurer plus de trois travers de doigt de hauteur.

Pendant les premiers mois de son séjour à l'hôpital, l'état du malade varia très peu : la quantité de l'urine resta stationnaire entre 6 et 8 litres par jour *et celle du sucre entre 55 et 70 grammes par litre.* La quantité de l'urée était de 20 à 25 grammes par jour.

Au mois d'octobre, apparurent des complications pulmonaires graves ; le malade eut de la toux, de la fièvre, une expectoration purulente. La température se maintint jusqu'à la mort entre 39° et 40°.

L'amaigrissement devint extrême et la mort arriva le 14 novembre 1883.

Autopsie : cavernes dans les deux poumons.

La tête du pancréas est le siège d'un carcinome. Le reste de la glande est intact.

CONCLUSIONS

I. — La marche clinique du cancer du pancréas permet de considérer dans cette maladie deux phases : une phase glycosurique, et une phase cachectique.

II. — Si les auteurs n'ont pas toujours trouvé du sucre dans les urines des malades atteints du cancer du pancréas, c'est qu'ils l'ont recherché dans les derniers temps de l'affection et, à ce moment, le sucre avait disparu.

III. — La glycosurie a une valeur diagnostique évidente, et peut contribuer à établir le diagnostic précoce du cancer du pancréas.

IV. — Le carcinome pancréatique est généralement accompagné des symptômes habituels du diabète, (polydipsie, polyphagie, polyurie, non digestion des graisses).

V. — Le diagnostic différentiel de cancer du pancréas et de diabète sucré peut se faire par l'absence de troubles nerveux et oculaires.

INDEX BIBLIOGRAPHIQUE

ARNOZAN. — (Article « Pancréas » du Dict. encycl. des sc. méd.).

BAUMEL. — (Montpellier-Médical, 1882).

BARD ET PIC. — Contribution à l'étude clinique et anatomo-pathologique du cancer primitif du pancréas (Revue de Médecine,
Paris, 1888).

BARTH. — Cancer du pancréas (Bul. Société anatomique. Paris, 1856).

BOUCHARD. — Maladies par ralentissement de la nutrition.

BONAMY. — Thèse Paris, 1872.

BRET. — (Prov. méd. 1891).

BOUCAUD. —- Observation de squirrhe de la tête du pancréas (Gaz.
méd. Lyon, 1865).

BRIGHT. — Cases and obs. connected. With disease of the pancreas
and duodenum (Med. chirurg. Trans. 1833).

BOWDITCH. — (Amer. Journ. of Med. Sc. Tome XXIII).

CASES. — (Gazette des Hôpitaux).

CARON. —Contribution à l'étude du cancer du pancréas. Th. Paris, 1889.

CLAUDE BERNARD. — Mémoire sur le pancréas.

CHOUPIN ET MOLLE. — (Loire méd., 15 mars 1893).

CLARKE. — (The Lancet, 1851).

DESCHAMPS. — Cancer du pancréas (Archiv. méd. belge, 1878).

DREYFUSS. — Cancer du pancréas (Bull. Soc. anat. 1876).

ENGEL ET MOITESSIER. — Traité de chimie, 1898.

FRERICHS. — Maladies du foie.

GARNIER. — (Progrès médical, 1886).

HÉDON. — Précis de Physiologie, 1899.

JACCOUD. — (Cliniques de la Pitié, 1884-1885).

LABBÉ. — Cancer primitif du pancréas, 1865.

LANCEREAUX. — Diabète maigre (Union médicale, 1880).

LAPIERRE. — Thèse Paris, 1879.

Legendre. (Bul. Soc. anat. de Paris, 1881).

Madre. — Etude clinique du cancer primitif et secondaire du pancréas. Paris, 1883.

Mirallié. — (Gazette des Hôpitaux, 1893).

Moyse. — Thèse Paris, 1852.

Mollière. — Art. « Pancréas » du Dict. méd. et chir.

Parisot. — Recherches sur le cancer du pancréas. Paris, 1891-92.

Perdu. — Essai sur les formes cliniques du cancer du pancréas. Th. Lyon, 1893.

Pott. — Ein Fall von primaren pancreas carcinom. (Deutsch zeitsch. f. pract. med., 1878).

Roux. — Thèse Paris, 1891-92.

Ramey. — Cancer du pancréas (Soc. anat. Bordeaux, 1883).

Salles. — Contribution à l'étude du cancer du pancréas. Paris, 1888.

Sée. — Tumeurs du pancréas.

Segré. — Etude clinique des tumeurs du pancréas (Annali universali de medicina et de chirurgica, 1888).

Strümpfell. — (Deutsche arch. für klinische medizin.).

Vernay. — Etude clinique et anatomo-pathologique du cancer primitif et secondaire du pancréas. Lyon, 1884.

Vesselle. — Du cancer du pancréas. — Paris, 1852.

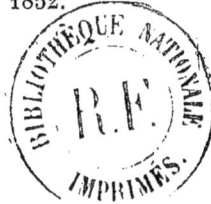

SERMENT

En présence des Maîtres de cette École, de mes chers condis-
ciples et devant l'effigie d'Hippocrate, je promets et je jure, au
nom de l'Être suprême, d'être fidèle aux lois de l'honneur et de
la probité dans l'exercice de la Médecine. Je donnerai mes soins
gratuits à l'indigent, et n'exigerai jamais un salaire au-dessus
de mon travail. Admis dans l'intérieur des maisons, mes yeux
ne verront pas ce qui s'y passe; ma langue taira les secrets qui
me seront confiés, et mon état ne servira pas à corrompre les
mœurs ni à favoriser le crime. Respectueux et reconnaissant
envers mes Maîtres, je rendrai à leurs enfants l'instruction que
j'ai reçue de leurs pères.

Que les hommes m'accordent leur estime si je suis fidèle à mes
promesses! Que je sois couvert d'opprobre et méprisé de mes
confrères si j'y manque!

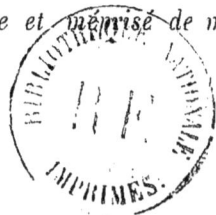

www.ingramcontent.com/pod-product-compliance
Lightning Source LLC
Chambersburg PA
CBHW070830210326
41520CB00011B/2201